AF297865

INFECTION

ET

DÉSINFECTION

Conférence faite
le Samedi 13 Mars 1909
à la Société d'Instruction populaire
de l'Yonne

PAR

LE DOCTEUR DIONIS DES CARRIÈRES

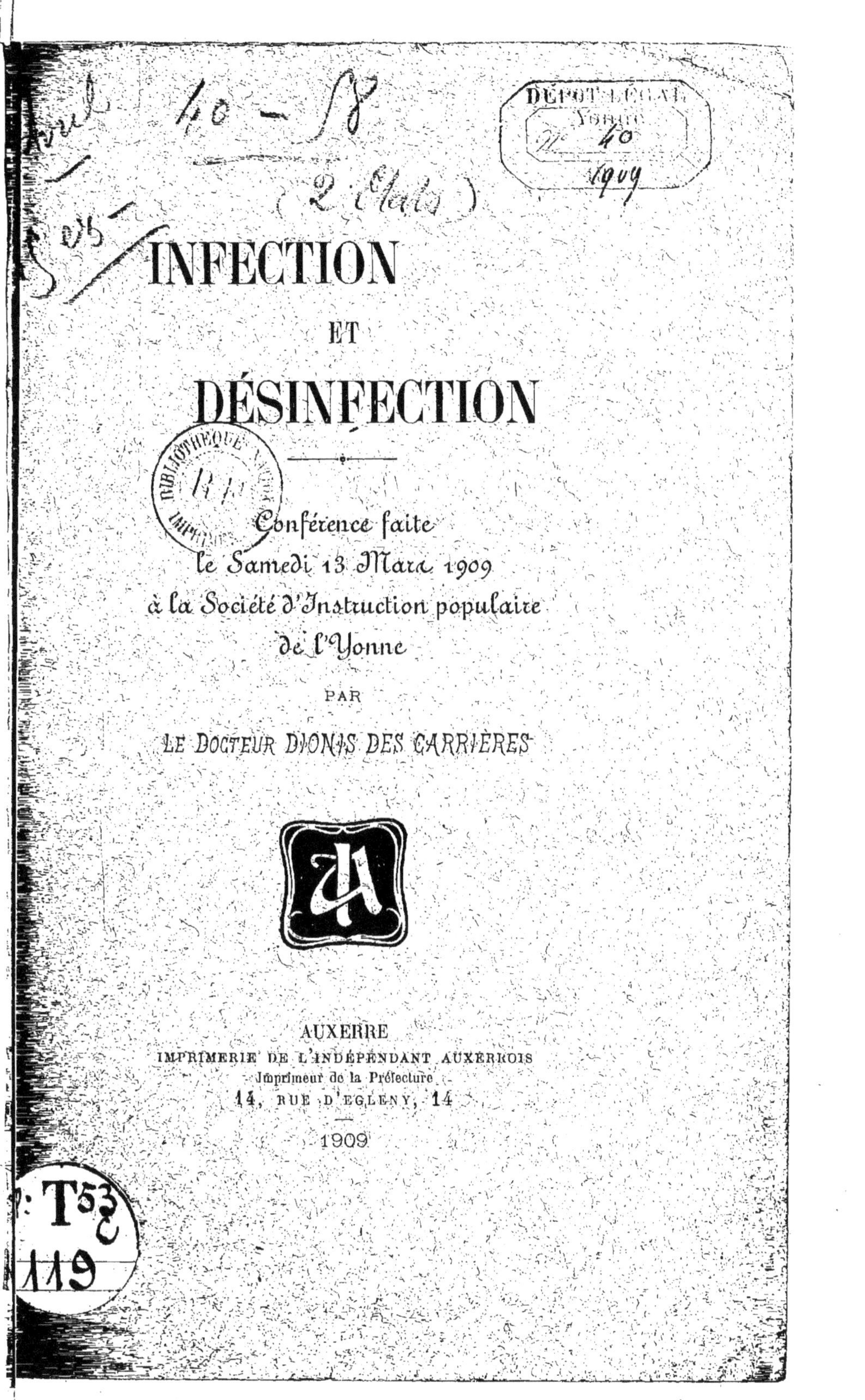

AUXERRE
IMPRIMERIE DE L'INDÉPENDANT AUXERROIS
— Imprimeur de la Préfecture —
14, RUE D'EGLENY, 14

1909

EXTRAIT DE « L'INDÉPENDANT AUXERROIS »

des

17, 18, 19, 20, 22 et 23 Mars 1909

INFECTION

ET

DÉSINFECTION

Conférence faite
le Samedi 13 Mars 1909
à la Société d'Instruction populaire
de l'Yonne

PAR

LE DOCTEUR DIONIS DES CARRIÈRES

Mesdames, Messieurs,

En me trouvant dans cette enceinte réservée aux travaux de la Société pour la propagation de l'instruction populaire, je ne puis me dispenser de porter ma pensée à près d'un demi-siècle en arrière, à l'époque où Duruy siégeait au ministère de l'Instruction publique. Tous ceux qui ont vu ce grand travailleur, ce célèbre historien à l'œuvre ont conservé le souvenir de l'impulsion qu'il sut donner à l'extension de l'instruction populaire et en particulier à celle des jeunes filles qui était complètement délaissée par nos gouvernants et qui se réduisait à l'instruction primaire

C'est sur son initiative et avec son appui que furent créés ces cours secondaires, precurseurs de nos lycées actuels et pour lesquels nos professeurs de collège, requis à cet effet, apportèrent, sans compter et non sans résultats, le concours de leur savoir et de leur expérience. C'est de ces cours secondaires, si appréciés par les familles, que sont sorties plusieurs jeunes filles devenues maîtresses à leur tour et qui furent appelées à des hautes fonctions universitaires.

Duruy ne s'en tint pas là. En même temps, frappé des succès qu'obtenaient à l'étranger, en Angleterre et surtout en Amérique, des conférences faites par des hommes de mérites divers dans un but utilitaire ou personnel, il conçut le projet d'introduire en France ce mode de communication entre des auxiliaires volontaires ou officiels et un public, qui, absorbé par le labeur quotidien, ne pouvait consacrer que quelques instants aux choses intellectuelles.

En conséquence, il fit appel à tous ceux qui pouvaient le seconder dans l'exécution de ce projet, et, de ce nombre, furent les membres de la Société des Sciences historiques et naturelles de l'Yonne et quelques hommes de bonne volonté que leur origine ou leurs relations de famille rattachaient à notre département et en particulier à la ville d'Auxerre.

Cet appel fut entendu ; c'était en 1865. M. Challe, alors maire d'Auxerre, fut un de ceux qui se prêtèrent avec le plus d'ardeur à cette innovation et c'est sur ses instances que je consentis à figurer parmi ses auxiliaires en traitant, devant un auditoire comme le vôtre, une question de ma compétence : *Auxerre au point de vue de l'hygiène.*

Je suivais en cela l'exemple d'hommes jeunes encore et qui devaient être appelés, quelques années après, à une autre notoriété.

Durant les hivers qui suivirent, on put entendre, chaque semaine, dans la grande salle des assises du vieux palais de justice, aujourd'hui notre musée, MM. Challe, Cotteau, Cherest, Ribière, Bert, Lepère, Rampont, Blin, Quantin, Hébert, professeur à la Sorbonne, et qui se disait Auxerrois, parce qu'il avait été en nourrice à Villefargeau, le docteur Duché et bien d'autres.

Ces conférences, interrompues une année par la nouvelle appropriation du vieux palais de justice, ne prirent fin que vers 1868 au moment où une partie des conférenciers, — et non des moindres, comme vous le savez, — furent attirés dans l'agitation politique qui précéda la guerre de 1870

Tant d'efforts n'ont pas été perdus. L'idée était lancée ; elle fut reprise par Jean Macé, l'auteur de *la Bouchée de pain*, et la Société pour la propagation de l'instruction populaire fut fondée, on sait avec quel succès. Depuis cette époque, la vitalité de votre Société ne s'est pas démentie, j'en atteste l'assi-

duité avec laquelle ses conférences sont
suivies.

En venant m'associer à vos travaux,
j'ai voulu établir le lien qui les unit à
ceux de vos devanciers, puisqu'ils pro-
viennent de la même origine. Je ne
suis donc pas un étranger ici, puisque
nous parlons la même langue, et je
vous prie de vous montrer indulgents
pour un des rares survivants de la première phalange, pour un vétéran de la
bonne cause de l'émancipation univer-
sitaire.

PREMIÈRE PARTIE
DE L'INFECTION

Cette question est toute d'actualité et
en même temps vieille comme le monde, vieille comme le monde parce
qu'elle a attiré dès l'origine l'attention
des législateurs de l'antiquité. Elle est
d'actualité à cause de la loi sur la pro-
tection de la santé publique, rendue en
Février 1902 et qui va être applicable
avant peu, et en même temps à cause
de la curiosité avec laquelle aujour-
d'hui le public ne manque pas de lire la
chronique médicale des grands journaux.

Ce sujet, s'il était traité complètement, pourrait fournir la matière d'un
cours semestriel dans une Faculté. Je
serai donc obligé de me restreindre et,

après vous avoir montré, par quelques exemples pris parmi les maladies les plus connues de vous, comment se produit l'infection, je vous dirai ce qui a été fait pour la combattre, quelles mesures préventives ont été imposées par le pouvoir et à quels moyens, en dernier lieu, on s'est arrêté dans ce but.

L'infection, telle qu'on l'entend en médecine, comprend bien l'idée d'empoisonnement, mais non pas par une substance pondérable, agissant à doses massives, mais bien l'idée d'une imprégnation de l'économie par des infiniment petits, des ferments toxiques, invisibles, qui font du corps humain le champ de leurs exploits, pénètrent dans l'organisme et le détruisent. On leur a donné tour à tour des noms divers, miasmes, contages, bactéries, microbes, bacilles, etc. ; mais, si les noms ont varié, les effets sont restés les mêmes, à savoir l'altération de l'économie.

Les anciens, comme je viens de vous le dire, avaient un vague sentiment de leur existence. De là les prescriptions hygiéniques confondues à dessein avec les lois religieuses pour en obtenir la rigoureuse observance et que l'on trouve consignées dans les livres saints, dans ceux qu'Hippocrate nous a transmis des prêtres-médecins, qui, sous le nom d'*asclépiades*, desservaient le temple d'Esculape. On peut lire dans *le Deuteronome* et *le Lévitique* des prescriptions sur les déjections humaines, la lèpre, les moyens de purification, les souillures diverses, la dietetique, le régime alimentaire, etc., qui ont inspiré plus tard les hygiénistes modernes.

Comme la médecine est avant tout une science d'observation qui se modifie avec le temps et l'expérience, il en résulte que le nombre des maladies primitivement attribuées à l'infection, grâce aux nouveaux moyens d'investigation et aux découvertes pasteuriennes, tend à s'étendre de plus en plus.

Une loi récente sur la santé publique, promulguée en Février 1902 et qui sera fortement critiquée d'abord, car en France on commence toujours par critiquer, mais dont les bienfaits ne tarderont pas à être appréciés, a divisé les maladies en deux catégories.

Dans la première, sont rangées celles pour lesquelles on est obligé de faire la *déclaration* aux autorités municipales et de pratiquer ensuite la *désinfection*, et, dans la seconde, se trouvent celles pour lesquelles ces formalités ne sont pas obligatoires.

Les premières, au nombre de treize, sont :

1° La fièvre typhoïde ;
2° Le typhus exanthématique ;
3° La variole et la varioloïde ;
4° La scarlatine ;
5° La rougeole ;
6° La diphtérie ;
7° La suette miliaire ;
8° Le choléra ;
9° La peste ;
10° La fièvre jaune ;
11° La dysenterie ;
12° Les infections puerpérales et l'ophthalmie des nouveau-nés ;

13° La méningite cérébro-spinale épi-
démique.

Les secondes, au nombre de neuf,
dont la déclaration est facultative,
sont :

1° La tuberculose pulmonaire ;
2° La coqueluche ;
3° La grippe ;
4° La pneumonie et la broncho-pneu-
monie ;
5° L'érysipèle ;
6° Les oreillons ;
7° La lèpre ;
8° La teigne ;
9° La conjonctivile purulente et l'ophthalmie granuleuse.

Comme je viens de vous le dire, je
n'irai pas vous faire un cours de patho-
logie et vous parler de toutes ces maladies Je me contenterai de prendre mes
exemples dans deux ou trois de ces
affections qui vous sont plus spéciale-
ment connues et à rechercher comment le bacille s'introduit dans la place,
car aucune de ces maladies que je
viens de vous énumérer ne se produit
spontanément. Toutes sont causées par
un bacille spécial, soit qu'il vienne du
dehors, soit, comme on le prétend, qu'il
reste caché dans l'économie où il était
demeuré jusque là inoffensif.

La fièvre typhoïde, que je prendrai
comme exemple parce qu'elle est connue de vous, qu'elle est endémique
(chez elle) dans nos contrées tempérées
comme le choléra est endémique aux
bouches du Gange, la peste au delta du
Nil et la fièvre jaune au littoral du
golfe du Mexique, à l'embouchure des

grands fleuves des Amazones et du Mississipi, la fièvre typhoïde est due à une infection par le bacille *d'Eberth*, ainsi appelé du nom du médecin qui l'a découvert. Ce bacille se trouve dans les matières fécales, est le plus souvent entraîné par les eaux pluviales ou existe encore dans l'atmosphère ambiante des malades. Son mode de propagation le plus fréquent est l'eau prise en boisson ; mais cette découverte ne nous appartient pas. L'honneur en revient à deux médecins, l'un allemand, Grisesinger, et l'autre anglais, Murchinson, dont les travaux d'observation patiente et tenace ont fini par attirer l'attention et vaincre l'indifférence des praticiens en France. Leurs recherches ont été couronnées par l'étude de l'infiltration dans le sol dont la priorité appartient au corps des ponts et chaussées.

Les habitants d'Auxerre ont de puissantes raisons d'être éclairés sur ce sujet et tout le monde comprendra qu'une grande réserve est imposée à ma critique par les convenances les plus vulgaires.

Sachez seulement que c'est l'eau récemment amenée de Vallan qui a causé les deux premières et grandes épidémies d'Auxerre La première, en 1852, dont on a perdu la mémoire, quand les eaux furent amenées sous l'administration de M. Martineau des Chesnez, fit des victimes parmi lesquelles un des membres les plus éminents du corps médical, M. le docteur Paradis, qui s'en ressentit toute sa vie. Il semble qu'il y ait des familles condamnées au sacrifice. Son père, Paradis, ancien chirurgien de marine, l'avait laissé orphelin à quatre ou cinq ans, en 1794, emporté par le typhus qui régnait à l'hospice général parmi les prisonniers espagnols.

Quant à l'épidémie de 1882, vous en avez encore le souvenir. Elle coïncida avec une nouvelle amenée d'eau captée dans la prairie de l'Arbre-Sec et par l'introduction du bacille d'Eberth dans l'eau dite potable. Cette dernière épidémie et les suivantes reconnurent pour cause les souillures d'un immonde ruisseau qui allait se perdre dans la prairie juste au dessus de la galerie de captation. Depuis que ce ruisseau a été détourné dans un fossé bien cimenté et qui va déboucher dans l'Yonne au-dessous du petit pont du bief du Batardeau, on peut dire que nous sommes revenus à l'état normal. Ces épidémies ont fait bien des victimes et ont valu à notre pauvre ville une réputation qu'elle ne mérite pas, car elle est salubre, bien située au sommet et sur le flanc d'un coteau qu'une averse nettoyait rapidement avant qu'on ne procédât comme aujourd'hui à un balayage régulier et quotidien.

L'introduction du bacille d'Eberth s'est donc faite par la voie stomacale.

Cette notion étiologique était peu connue en France. C'est par la voie stomacale, en effet, que se propagent le plus souvent les maladies infectieuses, et, quand on voit survenir, en pleine accalmie, une de ces épidémies, dites *explosives*, atteindre en quelques heures toute une population indemne jusque là, ce n'est pas ailleurs qu'il faut en chercher la cause. Comment en serait-il autrement quand on sait avec quelle rapidité les liquides, une fois introduits dans l'estomac, sont absorbés et introduits dans la circulation ? Tout le monde en peut juger par le bien-être instantané que produit un verre d'eau quand on a soif et par la rapidité foudroyante avec laquelle survient la mort aussitôt après la prise de certains poisons.

Néanmoins, on fait à ce mode de propagation une part beaucoup trop large, presque exclusive, et, à l'apparition de quelques cas, on s'empresse de mettre en cause l'eau servant de boisson et, comme conséquence, les municipalités chargées de veiller à la conservation de la santé publique. On ne s'occupe pas assez des autres modes de propagation.

J'ai été à même de constater dans trois circonstances sérieuses que ce mode de propagation n'était pas le seul.

On ne songe pas que les vaisseaux respiratoires et la peau constituent aussi des voies d'absorption et des agents puissants de contamination. On m'a prêté à ce sujet des idées exclusives que je n'ai jamais eues. Vous allez en juger. J'ai cité, bien des fois, les trois cas suivants survenus à quelques années d'intervalle chez des personnes jeunes encore et dont les deux dernières ont contracté la maladie malgré mes recommandations de prudence.

Une première fois, à la campagne, une jeune fermière contracte la fièvre typhoïde. Sous l'empire des idées do-

minantes, je faisais changer la malade
de chambre tous les jours et aérer celle
qu'elle venait d'occuper. On ne con-
naissait pas encore les découvertes de
Pasteur à cette époque, mais on avait
un vague soupçon que l'aération était
un puissant moyen de désinfection et
d'assainissement, et c'était co procédé,
joint à la dissémination, que venaient
d'employer nos médecins militaires à
Varna, lors de l'épidémie de choléra
durant la campagne d'Orient de 1854.
Le mari de cette jeune femme, ennuyé
de faire et refaire des lits, prit un jour
celui de la malade sans prenire soin
de changer les draps et paya cher cette
impruience. L'un et l'autre succombè-
rent. Ils étaient jeunes tous les deux.

A quelques années de là, une mère,
qui soignait son fils typhoïlé, ne vou-
lut pas m'écouter et, malgré mes avis
réitérés, fit ce qu'avait fait le jeune cul-
tivateur. Elle succomba et son fils éga-
lement.

Je ne voulais plus, on le comprend,
de ce genre de réclame, quand un troisième cas vint à se présenter. A quelques lieues d'Auxerre, je fus appelé à
donner mes soins à un jeune homme,
qui, lui, se tira d'affaire, mais son père,
à qui j'avais donné connaissance des
deux cas précédents, soit indifférence ou
esprit d'opposition, ne tint aucun
compte de mes avis et paya de sa vie
son obstination.

J'ai insisté sur ces trois exemples
que j'ai cités bien des fois dans nos réunions médicales, parce qu'en général
on ne croit plus, maintenant, à la propagation de la fièvre typhoïle que par

la voie stomacale et que, dans les villes de garnison, par exemple, où cette fièvre peut être importée par des contingents sans cesse renouvelés et venant des différents points de la France, c'est à l'eau comme boisson qu'on ne manque pas de s'en prendre.

Ce n'est pas l'eau prise en boisson qui donna le choléra à ce maréchal ferrant des environs de Montargis qui, revenant d'un village voisin où ses parents venaient de succomber, rapporta sur sa tête une couverture de laine provenant du partage du mobilier paternel, s'alita le soir même et mourut.

Ce n'est pas par la voie stomacale qu'agit l'aniline avec laquelle on teint les chaussures et les bas. Je dois dire on *teignait*. L'aniline, vous le savez, est une substance toxique, d'une belle couleur, tirée du goudron de houille. Pendant quelque temps on l'employait à la confection d'un noir pour teindre des chaussures jaunes. Des accidents sérieux se produisirent : Vomissements, syncopes, dyspnée, cyanose, dont on ne put d'abord connaître la cause ; mais, à la longue les cas d'empoisonnements se multiplièrent si souvent et dans des circonstances si précises qu'il fallut bien incriminer la chaussure nouvellement teinte. Particulière observation qui fut faite : L'intoxication ne se produisait pas tout d'abord ; c'est quand la chaussure avait été portée quelque temps, que le pied avait une légère moiteur, que le malaise se produisait.

Et, pour la fièvre jaune, n'est-on pas d'accord, pour la prévenir, de ne pas toucher aux marchandises, laines, plumes, chiffons qui sont à bord des navires et de brûler la cargaison quand on ne peut recourir au sabordage ?

De tout ceci on doit conclure que l'absorption par la peau, même par la peau intacte, n'est pas contestable. Nous verrons plus loin combien elle est rapide et dangereuse quand la peau est lésée.

Il est une troisième voie ouverte à l'infection : Celle des voies aériennes, et les faits suivants vont vous le prouver.

Une jeune femme de nos amies se présente chez un quincaillier pour acheter un ustensile de ménage. C'est la maîtresse de maison qui vient pour la servir et, comme elle n'en a pas l'habitude, elle demande à haute voix le prix de l'objet demandé. Son mari lui répond du fond de l'arrière-boutique où il était couché ; il avait la variole et notre pauvre jeune femme rapporte l'objet demandé... et la variole, et reste défigurée pour sa vie, malheur d'autant plus grand qu'elle avait été épousée pour sa beauté. C'était à l'époque où on croyait encore qu'une seule vaccination suffisait pour vous garantir toute la vie.

C'est par les voies aériennes que le docteur Marie, dont plus d'un d'entre vous a conservé le souvenir, contracta le choléra en 1832.

Bien des fois, il m'a raconté qu'en pratiquant le cathétérisme sur un cholérique, il fit involontairement une forte inspiration qui lui donna la sensation d'une puanteur sans pareille et tellement repoussante qu'il se dit : Je suis pris, et effectivement il s'alita le lendemain même et fut gravement malade.

Mon confrère, dont je rapporte ici les mots textuels, m'a raconté ce fait bien des fois.

C'est par les voies aériennes que furent infectées, deux années de suite, les personnes qui couchèrent dans une chambre occupée la première fois par un scarlatineux.

C'est encore au même mode de contamination que les médecins militaires attribuèrent la fièvre typhoïle dont fut affecté un jeune officier, qui occupait depuis trois mois une chambre ouvrant sur un long corridor au fond duquel se trouvaient les W. C. à l'usage de tous les locataires de la maison.

De même encore, tout l'équipage d'un navire, qui avait une cargaison de mercure et avait subi un commencement d'incendie, fut pris de salivation. Or, tout le monde sait que la salivation est souvent le résultat de l'absorption du mercure.

Ainsi donc, le tube stomacal, les voies aériennes et la peau même intacte sont des voies de transmission aujourd'hui admises par tous.

Le toucher, toutefois, n'est pas infaillible et, quand la peau est intacte, on peut manier impunément certains poisons autrement redoutables quand il existe la moindre écorchure. Tout le monde connaît le danger que le maniement du cyanure de potassium, ce poison si terrible (acide prussique), fait courir aux photographes qui l'emploient.

Mais, la peau une fois lésée, l'infusion purulente, le tétanos sont à redouter. Aussi a-t on dit : *Toute plaie
est une porte ouverte à la mort* C'est
de cette façon que se produisait, il y a
cinquante ans, cette mortalité effroyable chez les amputés dans nos hôpitaux, au point que les chirurgiens n'osaient plus faire d'opérations. Par la
plaie produite, les vaisseaux incisés, si
petits qu'ils soient, absorbent le pus sécrété à la surface et avec le pus ces infiniment petits, ces ferments dont je
viens de vous parler. Ces vaisseaux les
transportent dans le torrent circulatoire et ils s'y multiplient au point d'entraver le jeu des organes et forment
des abcès multiples qu'on trouve partout dans le foie, les poumons, la rate,
les articulations, etc , etc..

C'est ce qui arrivait bien des fois
avant l'emploi des pansements antiseptiques. Mais Lister, chirurgien écossais,
s'inspirant des travaux de Pasteur, est
venu mettre un terme à cet état de
choses, et vous savez tous avec quelle
hardiesse et quelle sécurité on pratique
aujourd'hui les plus graves opérations.
On peut dire qu'en ceci Lister a rendu
à l'humanité autant de service que son
compatriote Jenner, et c'est aux applaudissements de tous que la reine Victoria
en a fait un lord anglais.

C'est encore ce qui se présente dans
les cas de piqûres dites anatomiques.
Durant les travaux pratiques auxquels
sont astreints les étudiants et les médecins, il arrive que de temps à autre on
se pique avec le scalpel, et, pour peu que
le blessé ne soit pas soigneux, s'il ne

s'empresse de bien laver et de sucer la plaie, on voit surgir des accidents formidables dont nous avons eu occasion d'observer un cas grave chez un jeune étudiant de notre département. Heureusement pour lui, il s'en tira avec un formidable abcès de l'aisselle et de la paroi thoracique.

C'est encore ce qu'on voit avec le tétanos. Cette maladie d'origine équine, qui provoque une contractura permanente des muscles respiratoires et l'asphyxie lente comme conséquence, est due à un bacille qui peut pénétrer dans l'économie par une plaie si petite soit-elle, une écorchure légère, une brûlure sous l'ongle par un peu de pâte phosphorée en frottant une allumette, une plaie superficielle en taillant un cor au pied. Aussi, par mesure de prudence, est-il d'usage, aujourd'hui, de faire aux blessés qu'on amène dans les hôpitaux une injection préventive dite antitétanique.

C'est encore par des piqûres, vous le savez, si vous lisez les journaux, que les cousins propagent le vomito et que les puces portées par les rats inoculent la peste.

Donc, pous nous résumer :

L'infection chez l'homme peut se produire :

Par les voies digestives ;

Par les voies aériennes ;

Par le contact, la peau étant indemne ;

Par la peau présentant une solution de continuité, si petite soit-elle.

DEUXIÈME PARTIE

DE LA DÉSINFECTION

Comment combattre l'infection ?

Il y a un proverbe qui dit : *Sublata causa, tollitur effectus*. Enlevez la cause et l'effet disparaît.

La cause, nous la connaissons. C'est le microbe qu'il importe de détruire et encore mieux d'éviter. Les moyens préventifs sont vieux comme le monde et on les trouve indiqués dans les livres anciens, depuis Moïse qui légifère pour rejeter hors du camp les lépreux et les autres malades affectés de maladies contagieuses jusqu'aux mesures d'hygiène imposées par nos municipalités modernes. Il serait trop long de nous y arrêter. Elles sortent de notre sujet.

Mais, pour le combattre, ce microbe, il importe de savoir où on peut le trouver. Il existe aussi bien sur l'homme que sur son habitat, sur le milieu dans lequel il vit. Les objets qui l'entourent, les vases de toilette, les selles, les vomissements, les crachats, les linges à son usage constituent une ambiance dangereuse qu'il importe de modifier.

A cet effet, on peut mettre à profit : L'air, le feu, l'eau mélangée ou non à des substances antiseptiques ou utilisée à l'état de vapeur. Suivant les circonstances : Le soufre sublimé et l'aldéhyde formique.

L'air. — L'ouverture des appartements, l'exposition des linges au grand

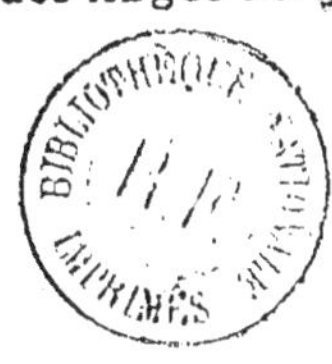

air paraissent des procédés rudimentaires et qui ne sont pas sans efficacité. Tous les hygiénistes s'accordent à recommander aux personnes qui approchent les malades de ne pas rester toute une journée sans sortir et de prendre l'air au dehors pendant au moins une heure. C'est peut être pour cela que les médecins, qui ne restent jamais bien longtemps auprès du même malade et qui d'ailleurs s'astreignent à une grande propreté, ne paient pas aux épidémies un tribut encore plus considérable. Et puis, il est démonré que certains microbes disparaissent quand le liquide où ils se trouvent a été exposé pendant quelques heures à l'action de l'air combinée avec celle des rayons solaires. Voilà pourquoi peut-être en Russie les fenêtres restent ouvertes s'il y a un mort dans la maison.

C'est pour la même raison que les médecins militaires, durant les épidémies aujourd'hui si nombreuses avec les appels réitérés de troupes, font évacuer les locaux infectés et camper la troupe. C'est un moyen qui fut fortement préconisé par Michel Lévy et employé par lui à Varna lors de l'épidémie de choléra (en 1854, guerre d'Orient).

C'est en vue du même principe que l'on a construit des pavillons d'isolement au milieu des jardins des hôpitaux de Paris.

C'est à une vraie cure d'air que les pestiférés de Jaffa, qui ne furent pas abandonnés comme incurables par Bonaparte et qui suivirent l'armée en retraite, durent la vie sauve. Ils étaient soixante, pas un ne succomba.

L'eau. — L'eau, sous forme d'ablutions, de bains et de douches et même prise à l'intérieur est un désinfectant.

Prise à l'intérieur, elle provoque des sudations, des évacuations urinaires ou intestinales.

Dans beaucoup de circonstances, des sueurs abondantes sont regardées en médecine comme des crises salutaires. Il en est de même pour les urines. La diurèse atteste que le rein fonctionne bien. Or, le rein est l'organe émonctoire par excellence. De là l'habitude de nos pères, qui étaient de bons observateurs, mais qui n'étaient pas documentés comme nous, de prescrire toujours l'usage de tisanes diverses. On peut dire : *Quand le rein va, tout va.* Et, à ce propos, laissez moi vous citer un fait qui m'a beaucoup frappé et qui s'est passé en 1854. Il en a été parlé une fois ou deux à nos réunions de la Société médicale de l'Yonne :

Un mendigot quelque peu ivrogne et qui vivait de la charité publique vint échouer dans un village qu'il avait l'habitude de parcourir. Il avait le choléra et personne ne se souciait de le recueillir. On le fit coucher dans une écurie et on mit un seau d'eau à sa portée. Le lendemain, quand on vint s'enquérir de lui, on fut fort étonné de le trouver vivant ; il avait bu toute la seille. Il est probable qu'il avait eu des évacuations alvines en raison de la consommation d'eau qu'il avait faite et qui avaient débarrassé ses voies digestives du poison qu'elles contenaient. Si j'avais un auditoire de médecins, je me livrerais à des commentaires à ce sujet sur l'avantage de donner à boire aux cholériques au lieu de combattre ces évacuations, mais ils ne doivent pas trouver place ici.

C'est surtout par l'usage externe sous forme de bains et de douches que l'eau agit comme désinfectant. Malheureusement les bains et les douches ne sont pas mis à la portée de tous.

Combien sous ce rapport nous sommes inférieurs aux étrangers, à l'Allemagne surtout, dont J. Huret vient de nous dépeindre la prodigieuse transformation dans un ouvrage récent, justement apprécié et fort recherché ! A côté des embellissements opérés dans toutes les villes vieilles ou nouvelles, des amenées d'eau, des grandes avenues, des jardins publics, nos voisins ont créé des usines gigantesques et mis à la portée de tous par la modicité du prix ce précieux moyen hygiénique. Ainsi, à Mayence, on peut avoir :

1º Pour deux sous, une douche d'eau chaude ou froide ;

2º Pour deux sous, un savon et une serviette ;

3º Pour cinq sous, une baignoire ;

4º Pour deux sols en plus, une chaise longue.

A Mayence encore, 10.000 enfants qui fréquentent les écoles prennent leur bain hebdomadaire sans compter les douches que, dans la semaine, on leur fait prendre dans un bassin commun encerclé par un tube percé de trous multiples pour permettre de donner plusieurs douches à la fois. Ils prennent, l'été, des leçons de natation dans le Rhin. Tous ces établissements sont modestes et sans luxe. Décidément nos ennemis ont grandement mis à profit nos cinq milliards.

Nous n'avons rien de pareil en France. Combien de villes sont dotées comme les villes d'Allemagne ? Combien d'usines donnent-elles des douches chaudes ou froides à leurs ouvriers ? En France, depuis quelques années, au lieu de lavages partiels et qui ne portent que sur les parties mises à découvert, mains ou visages quand les recrues arrivent au régiment, on donne des douches réparties sur tout le corps. C'est ce qui a lieu aussi dans les asiles de nuit et ce que j'ai vu. Seulement, dans les asiles, le patient, au lieu d'un jet de pompe sur tout le corps, est assis sur un escabeau, dans une sorte de guérite, les pieds étant dans un seau d'eau chaude, et reçoit la douche en pluie. C'est pratique, utile, vite fait et peu coûteux.

Que serait-ce si on voyait les précautions que prennent les chirurgiens avant de procéder à ces grandes opérations qui sont aujourd'hui le triomphe de la science ! Lotions savonneuses d'abord, à l'alcool ensuite, puis à une solution de permanganate de potasse. Il est vrai que ces ablutions rentrent plutôt dans les moyens préventifs que curatifs et sont renforcées par le port de sarraux immaculés endossés par tous les assistants, ce qui revient à dire qu'une propreté méticuleuse, que l'asepsie est la condition indispensable du succès, condition si difficile à obtenir et qu'on ne trouve guère que dans des cliniques spéciales.

Le feu. — Le feu est certainement le meilleur de tous les désinfectants et le plus énergique. Il détruit tout. *Pur omnia purificat.* Le feu purifie tout, dit le proverbe latin. Aussi les Américains, qui pour la plupart ne savent pas le latin, se sont ils empressés de nous montrer l'usage qu'on en peut faire. Il est vrai qu'ils habitent un pays où le bois ne manque pas plus que le coton. Après la guerre de Sécession qui avait mis un million d'hommes aux prises et durant laquelle ils avaient dû construire des hôpitaux provisoires, ils ont tout détruit par le feu, contenant et contenu, baraques et linges de corps. C'est un luxe que tout le monde ne peut se permettre et je vous signalerai dans quelques instants un cas remarquable où l'emploi judicieux du soufre sublimé a permis d'utiliser des baraquements infectés par les miasmes varioleux.

Le feu agit encore d'une autre façon. Non seulement il détruit les objets contaminés, mais il produit, pendant un incendie, une ventilation puissante, un déplacement gigantesque de la colonne d'air qui emporte bacilles et microbes avec elle. Nous en avons des exemples célebres. C'est à un incendie de cette nature que Londres, en 1666, dut d'être délivrée de la peste qui la ravageait, ce qui lui permit de se reconstruire sur un autre plan. Constantinople, la ville aux rues étroites et aux maisons en bois, fit plusieurs fois la même expérience, dans le cours des XVIIe et XVIIIe siècles.

Enfin, il n'y a pas trente ans, la peste menaçait d'envahir l'Europe et sévissait dans le Sud de la Russie. Le prince Loris-Merikoff, qui devint depuis ministre de l'empereur Alexandre II, lassé de voir que les cordons sanitaires établis par lui autour de certains villages restaient sans efficacité, les fit évacuer et y mit le feu. Cette mesure énergique mit fin à l'épidémie.

De là est venu l'usage, quand le choléra a fait son apparition chez nous, d'allumer de grands feux dans les carrefours et devant les portes des malades.

Le feu encore a été employé pour combattre les émanations des cadavres en décomposition dans les cas de calamités publiques ou après les grandes batailles, les sièges prolongés, toutes les fois que le personnel manque pour procéder aux inhumations. Je me suis demandé même pourquoi on ne l'a pas employé lors du grand tremblement de terre de Messine ; il est vrai que la mer, à proximité, a suffi à faire disparaître ces causes d'infection. L'incinération a été pratiquée durant les premières guerres de la République, en 1814, et même après, j'en suis sûr.

Avant peu d'années, à voir la rapidité avec laquelle la population augmente dans les grandes villes du monde, il arrivera un moment où on ne pourra plus trouver de cimetière assez vaste ou assez proche pour suffire aux inhu-

mations ; la terre elle-même, prompte-
ment saturée, ne pourra plus suffire à
sa tâche et la question de l'incinération
s'imposera à la discussion publique.
Elle trouvera de l'opposition dans nos
mœurs séculaires, mais elle sera une
nécessité inéluctable tôt ou tard et de-
viendra la règle dans les grandes villes
à une condition : C'est qu'on trouve un
corps comburant agissant vite et coû-
tant peu. Or, d'après ce que j'ai vu, la
combustion se fait lentement (plus
d'une heure est nécessaire).

On doit employer beaucoup de bois
pour obtenir un résultat appréciable
comme celui que je constatais quand je
tenais dans un paquet comme mon cha-
peau les restes d'un varioleux incinérés
et qui, abandonnés aux hasards de la des
truction lente, auraient pu engendrer
une nouvelle épidémie et faire bien des
victimes.

Une autre raison encore s'opposera à
l'incinération obligatoire, c'est qu'avec
le corps, dans les cas d'empoisonnement, disparaît la cause toxique, et j'ai
observé à ce sujet un cas bien probant
de cette thèse que je vous demande la
permission de vous citer.

Je vous demande pardon de parler
de moi, de ce moi qui est si haïssable,
mais ma causerie vous paraîtrait bien
fastidieuse et semblable à un mauvais
extrait d'une œuvre didactique si je
n'intervenais ici par des observations
personnelles, par des choses vues, pour
vous faire partager mes idées.

Un soir, en causant avec un procu-
reur d'Auxerre qui est devenu un de
mes meilleurs amis, j'appris de lui

qu'un assassinat avait été commis à deux lieues d'ici et que les recherches de la justice étaient restées impuissantes à cause de la paresse d'un garde champêtre qui ne s'était pas pressé de venir l'informer et avait préféré souper d'abord et dormir ensuite; que le garde champêtre tancé d'importance et voulant se faire pardonner lui avait signalé une autre piste, un crime d'empoisonnement commis dix huit mois ou deux ans auparavant et dont on chuchotait toujours dans le pays.

Il me demanda si on pourrait, en procédant à une exhumation, retrouver les traces d'un crime. Ma réponse, sans être négative, fut pleine de restrictions. Néanmoins, un transport fut décidé.

Quel ne fut pas mon étonnement ! Je trouvai un corps complètement décharné, un vrai squelette comme on en voit dans les cabinets d'histoire naturelle et sur lequel on voyait, au-devant de la colonne vertébrale, sur la partie correspondante au pharynx et à l'œsophage, un large cachet ressemblant tout à fait à un cachet de cire rouge d'un pli officiel et qui était produit par le minium des allumettes chimiques. La victime, infirme et objet de répugnance pour les siens, avait mangé une *soupe aux chimiques*, comme on disait dans le pays. Ce fait pourra un jour, être opposé aux partisans de l'incinération s'il est publié.

Je ne veux pas quitter ce sujet sans vous signaler une autre observation que j'ai relevée dans cette expertise médicale et à laquelle j'ai songé bien des fois, depuis que l'appendicite a été mise si longtemps à l'ordre du jour. Dans le bassin, à droite, au fond où se trouve l'appendice, j ai trouvé accumulés dans le cul de sac du cœcum des noyaux de prunes et de cerises qui restaient là immobilisés jusqu'à ce qu'une secousse, un vomissement ou une chute produisît des accidents graves.

On voit qu'il faut forcément faire la part du feu comme désinfectant. Il faut donc recourir à un moyen moins radical, et c'est alors qu'on a proposé et employé les lavages antiseptiques et les pulvérisations.

Les lavages s'opèrent sur les linges ayant servi aux malades en les faisant tremper dans une solution d'eau de javelle au 1/30 pendant au moins trois heures. Ce liquide moins dilué au 1/20 agit activement contre les sporules, mais alors la fibre végétale du linge peut être brûlée On peut encore se servir d'une solution de crésylol ou de sulfate de cuivre à 5 0/0 pour verser sur les selles, ou à 2 0/0 pour laver les linges et faire les ablutions personnelles, d'acide phénique à 5 0/0 mélangé avec 5 0/0 de glycérine. On se sert aussi d'une solution de chlorure de zinc à 3 0/0 pour la désinfection des fosses d'aisance ou de sublimé à 1/00.

Mais toutes ces solutions n'ont qu'un rôle restreint ; elles n'ont d'action qu'autant qu'on peut baigner complètement l'objet à désinfecter parce que *les liquides ne désinfectent que ce qu'ils touchent.*

C'est aux corps susceptibles de se

vaporiser qu'il est préférable de s'a-
dresser et d'abord au soufre, si souvent
employé par les générations qui nous
ont précédés.

Le soufre, malgré ses qualités recon-
nues, a deux grands défauts ; il attaque
les peintures et les métaux et demande
beaucoup de temps pour agir, sans
quoi il pourrait lutter avec l'aldéhyde
formique dont nous allons parler plus
loin.

Un des exemples les plus frappants
de son action nous a été fourni par un
chirurgien des hôpitaux, M. le docteur
Lucas-Championnière. On venait de
créer un troisième service de chirurgie à l'hôpital Saint-Louis et il n'y avait
pour l'installer qu'un pavillon de soi-
xante-huit lits, qui avait été occupé
longtemps par des varioleux. Malgré
l'opposition de ses collègues et de ses
amis, il résolut de s'y installer et d'y
faire ces grandes opérations qui sont
la gloire de la chirurgie moderne. Tous
les planchers de ce baraquement cou-
vert en carton goudronné furent net-
toyés et lavés avec des *linges mouillés*
imbibés d'une solution de chlorure de
zinc à 3 0/0. On avait formellement
proscrit l'emploi de balais, plumeaux,
et de tout ce qui fait voler la poussière.
Les fenêtres, avant l'emploi de fumiga-
tions, restèrent ouvertes pendant plusieurs nuits pour que l'intérieur des
salles fût humide ; on fit même dégager de la vapeur d'eau pour augmen-
ter encore cette humidité.

Après quelques jours de ce traite-
ment préalable, le docteur Lucas-
Championnière fit fermer toutes les

ouvertures, coller hermétiquement du papier sur tous les joints et brûler du soufre humecté d'alcool pendant pendant trois jours et trois nuits, dans la proportion de 50 grammes par mètre cube, puis compléta son installation par une aération de quelques jours et quelques raccords.

Le dernier varioleux était sorti le 24 Juin, et le 24 Septembre, trois mois après, il s'installait avec des blessés. Or, le croirait-on, durant les sept ans qu'il y pratiqua les opérations les plus graves et les plus sanglantes, non seulement il ne vit pas un seul cas de variole, mais il ne perdit pas un malade d'infection purulente. Il est vrai que, disciple fervent de Lister, dont il avait été suivre les leçons en Ecosse, il pratiquait l'antisepsie avec la dernière rigueur. C'est certainement un des cas les plus démonstratifs de l'efficacité du soufre comme désinfectant, et, en le publiant, M. Lucas-Championnière ne manqua pas d'ajouter qu'il ne fallait pas faire fi de l'expérience de nos pères et que l'empirisme avait encore droit à une place légitime dans une science qui n'a pas la certitude des mathématiques ou de l'astronomie et qui ne doit se fixer qu'avec le temps et par l'observation.

Aujourd'hui, le soufre revient du discrédit où il était tombé. M. Chantemesse, qui est chargé... d'organiser et de faire fonctionner tous les services sanitaires de France, dit qu'à l'heure présente l'acide sulfureux est encore l'agent paraticide par excellence lorsqu'il s'agit de désinfecter un navire et

il emploie pour cela un appareil à gaz
sulfureux imaginé par lui, très-simple
de construction et permettant, avec des
dépenses modiques, de sulfurer le plus
important navire en *deux* ou *trois* heures. Il est employé aux stations sanitaires établies en certains points de notre
frontière pour désinfecter les objets
des voyageurs venant des pays suspects.

Remarque singulière : Le soufre est
microbicide, il tue les microbes, mais
il n'est pas *insecticide*, et M. Lucas-
Championnière n'a jamais pu se dé-
barrasser des punaises ; c'est une observation qui a été faite maintes fois.

Parmi ces désinfectants liquides dont
je vous parlais plus haut, les uns dé-
passent les limites du but poursuivi ;
ils brûlent ou détériorent les objets ; les
autres sont loin de répondre à l'action
demandée.

C'est alors que, sous l'impulsion de
la loi de 1902, loi philanthropique et
une des meilleures rendues par nos
Chambres, on s'est mis à la recherche
des procédés les plus pratiques et en
même temps les plus économiques.
Il a été arrêté qu'on aurait recours à
l'aldéhyde formique, d'abord parce que
l'aldéhyde formique se vaporise facilement, qu'il agit à l'état de vapeurs qui
se répandent partout et sur tout, ensuite parce qu'il a le grand avantage de
n'altérer en rien les étoffes soumises à
son action.

C'est un alcool sur lequel on a fait
agir l'oxygène et qui porte le nom de
trioxyméthylène, bien fait pour déce-
voir les contemporains des chimistes

du siècle précédent. Son emploi a eu l'approbation du ministre, cette approbation étant légalement nécessaire pour opérer la désinfection, soit que cette opération soit faite par les particuliers ou qu'elle soit faite par les agents du service départemental.

De plus, l'aldéhyde a le grand avantage de produire à la fois la désinfection en surface et en profondeur.

La première, la désinfection en surface, n'exige que des lavages sérieusement faits sur des corps unis et est assez facile avec les liquides antiseptiques dont j'ai parlé.

Mais il n'en est pas de même quand il s'agit d'opérer en profondeur, sur des matelas ou des couvertures. *Les liquides n'agissant que sur ce qu'ils touchent*, il a fallu, pour rendre l'opération efficace, la pratiquer avec des corps susceptibles de se volatiliser.

Des recherches et des expériences faites de divers côtés ont démontré que les vapeurs de l'aldéhyde formique, mélangées à la vapeur d'eau, avaient une action microbicide incontestable et pouvaient agir à la fois en surface et en profondeur. Ces expériences ont été faites sur des crachats de tuberculeux contenant le terrible bacille de Koch, ce qui, je crois, est démonstratif.

Des comparaisons multiples et pratiques faites dans dix-huit départements ont permis à M. le préfet de l'Yonne de s'éclairer suffisamment pour procéder dans notre département à la création d'un service complet de désinfection et ce sera son mérite un jour d'avoir, un des premiers en France, avec l'assentiment du Conseil général qui n'a pas marchandé son concours, pris part à ce mouvement humanitaire et forgé l'instrument destiné à protéger ses administrés contre toute surprise.

Consulté par lui, le Conseil départemental d'hygiène lui a proposé l'emploi de l'aldéhyde formique avec les appareils appropriés.

Désinfection en surface.—Il a adopté pour elle un appareil dit *appareil Lingner*, composé de quatre cartouches fumivores susceptibles d'agir séparément ou simultanément.

La cartouche est ainsi composée :

Figurez-vous une boîte en fer-blanc comme serait une boîte de conserves à poisson ou à légumes que débitent nos commerçants. Dans l'intérieur se trouve le désinfectant, l'aldéhyde formique, qui est facilement volatil et est retenu par un bouchon susceptible de se fondre sous l'action de la chaleur, comme la parafine. Ce vase, dont la paroi métallique est très-mince, est enveloppé d'une pâte dure comme un carton, à combustion lente et qui forme carapace.

En mettant le feu à la partie supérieure de la pâte qui brûle lentement, le vase s'échauffe peu à peu, le bouchon de parafine entre en fusion et laisse dégager l'aldéhyde formique. Pour désinfecter une petite pièce, une seule cartouche suffit ; mais, pour les grands locaux, il en faut plusieurs. L'appareil Lingner, qui contient réunies quatre de ces capsules, désinfecte plus de 100 mètres cubes. On le dépose sur un cendrier dans une pièce dont toutes les ouvertures ont été calfeutrées. La désinfection dure quatre heures. Si la pièce est très-vaste, on en emploie plusieurs à la fois. Les vapeurs d'aldéhyde ne sont pas bonnes à respirer et il est prudent d'aérer la pièce pendant plusieurs heures avant d'y pénétrer ; il est préférable encore de les chasser en faisant évaporer une solution d'ammoniaque du commerce à 22°, en quantité égale à la moitié du formol employé.

Les vapeurs agissent sur les murs et les parquets en même temps que sur les corps saillants, sur certains meubles bossués, aux conformations artistiques, et elles ont cet avantage qu'elles se fixent partout et sur tout, tandis que les liquides n'agissent que sur ce qu'ils touchent, ce qu'il est important de ne pas oublier. Ce mode de désinfection a le grand avantage de n'altérer ni les meubles ni le linge. Tels sont les avantages des désinfecteurs volatils.

Désinfection en profondeur. — Mais, pour la désinfection en profondeur, s'il s'agit de vêtements de laine, de couvertures, de matelas et autres objets de literie, on comprend que, pour faire pénétrer le désinfectant, il faille une séance plus prolongée et des *vapeurs plus concentrées*. Ici encore, on se sert du même corps désinfectant, l'aldéhyde formique, mais d'une autre façon, presque en vase clos et avec un autre appareil appelé *fumigator Gonin*. C'est ce fumigateur qui a été choisi par le Conseil départemental d'hygiène entre beaucoup d'autres. Et, d'abord, ce Conseil a éliminé le procédé des vapeurs sous pression qui sont fort coûteuses, d'un maniement compliqué, dangereux même, et détruisent les objets.

On a adopté en principe les procédés dérivant de l'injection de vapeurs antiseptiques dans une étuve à température modérée ne dépassant pas + 85°. Quand on accumule des vapeurs d'aldéhyde formique même sous pression à une assez haute température, on arrive à des résultats satisfaisants. Mais tous ceux qui les emploient reconnaissent la nécessité de les mêler à de la vapeur d'eau. Dans certaines étuves, l'eau est mélangée à la solution d'aldéhyde; dans d'autres, elle est produite par des saturateurs.

Voici l'application qu'on a faite de ces principes avec le *fumigator Gonin*.

Ce fumigator est une grande chambre métallique, close en tôle de fer de 1 m/m d'épaisseur, dans laquelle on dépose les objets à désinfecter. Elle est composée de deux parties à peu près égales, la caisse et son couvercle bombe qui s'adapte parfaitement avec elle au moyen d'un obturateur hydraulique. Dans l'intérieur de cette chambre se trouve une étagère formée de deux ou trois grilles superposées entre lesquelles on dépose les matelas, couvertures et autres objets de lainage.

Au-dessous de la caisse, un appareil puissant de chauffage, une lampe Baku, envoie de l'air chaud par un serpentin sur un coffre à chaleur qui agit sur une étuve et détermine la vapeur nécessaire pour se mélanger avec les vapeurs du fumigator. Enfin, deux raccords à deux pièces permettent d'adapter du dehors des cartouches à cette caisse, au fumigator. Il importe, par un thermomètre visible de l'extérieur, de veiller a ce que la température ne s'élève pas au delà de 85° Ce mélange de vapeurs d'eau et de vapeurs d'aldéhyde formique a une action désinfectante dont l'efficacité a été démontrée par de nombreuses expériences. La durée de l'opération, qui doit être au moins de quatre heures pour l'appareil Lingner, est de sept heures pour le fumigator.

Ces appareils de désinfection vont être mis à la portée des habitants de l'Yonne et répartis entre douze circonscriptions ou postes dans les villes principales du département et sous la surveillance du service vicinal.

Le fumigator Gonin pèse 228 kilos et est porté sur un chariot spécial du poids de 400 kilos. Il est donc facilement transportable par un seul cheval dans toutes les localités où son emploi sera nécessaire. Un cantonnier, sous la surveillance d'un agent voyer cantonal, procédera à la désinfection, qui n'exige pas un long apprentissage.

Tels sont les moyens pratiques et peu encombrants mis a la disposition de tous par une administration soucieuse de la santé publique et qui, malgré sa compétence indiscutable, a voulu profiter de l'expérience faite déjà dans dix-huit départements et des avis des Conseils spéciaux placés à côté d'elle avant de rien arrêter. Et ce sera aussi à son honneur de n'avoir pas tardé plus longtemps à mettre en exécution une des lois les meilleures et les plus philanthropiques qui aient été promulguées depuis trente ans.

L'application de cette loi se fera-t-elle sans difficultés et sans tâtonnements ? Quelle est l'innovation qui n'en a pas rencontrés ? Les chemins de fer, à leur début, faisaient-ils 80 kilomètres à l'heure ? La vaccine n'a-t-elle pas eu ses opposants acharnés et la revaccination, aujourd'hui même, n'a-t-elle pas encore les siens ?

Faisons un peu crédit aux innovateurs philanthropiques. Soyons un peu patients ; laissons de côté cet esprit frondeur qui règne partout chez nous, qui court les rues, qu'on rencontre aussi bien dans les hôtels et les chemins de fer que dans les salons et que nous reproche l'étranger lui-même. Ayons donc enfin cet esprit pratique et discipliné que nous voyons chez nos voisins. L'Anglais, malgré son respect fanatique de la liberté individuelle au point qu'il n'a jamais voulu rendre la vaccine obligatoire, ne fait-il pas en ce moment une guerre acharnée aux logements insalubres et ne la poursuit-il pas avec toute la ténacité de la race anglo-saxonne ?

Et puis, et puis ne nous laissons pas surprendre sans défense par les événements. N'oublions pas que le choléra s'est mis en marche, qu'il a fait bien des victimes en Russie et que, malgré les fortes barrières établies en Allemagne d'abord et en France ensuite, malgré le rigorisme prussien, malgré le soin avec lequel en France on visite, fumige et suit jusqu'au lieu de destination l'étranger qui arrive des pays suspects, la facilité des communications, la multiplicité des relations internationales peuvent à un moment donné déjouer tous les efforts faits pour l'éloigner.

Sachons. si nous devons être assaillis, nous servir des armes mises entre nos mains.

Le moindre résultat qui puisse résulter pour nous, c'est de reporter encore plus loin la moyenne de la vie humaine. L'application sérieuse de la loi de Février fera des vieux, tandis que c'est des jeunes et beaucoup de jeunes qu'il nous faudrait, mais les vieux sont-ils donc sans valeur quand ils s'appellent Chevreul, Pasteur, Thiers et tant d'autres ?

Suivons donc la voie du progrès ; c'est celle de l'Humanité depuis des siècles.

FIN